Dr René TESSON
interne en chirurgie des hôpitaux de Paris
fesseur suppléant de clinique chirurgicale
à l'École de Médecine d'Angers

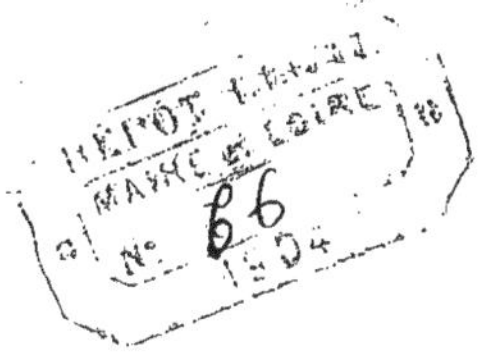

La Clinique chirurgicale des Augustines à Angers

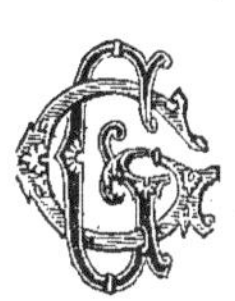

ANGERS
GERMAIN & G. GRASSIN, IMPRIMEURS-LIBRAIRES
40, rue du Cornet et rue Saint-Laud

1904

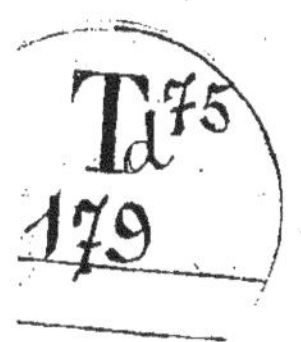

Dr René TESSON

Ancien interne en chirurgie des hôpitaux de Paris

Professeur suppléant de clinique chirurgicale

à l'École de Médecine d'Angers

La Clinique chirurgicale des Augustines à Angers

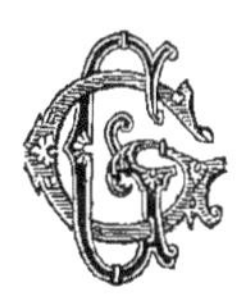

ANGERS

GERMAIN & G. GRASSIN, IMPRIMEURS-LIBRAIRES

40, rue du Cornet et rue Saint-Laud

1904

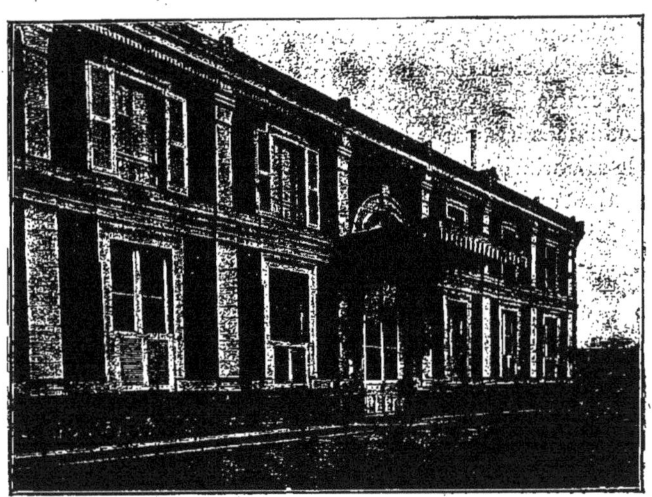

FIG. 1. — La clinique vue de la cour d'entrée

« Il est possible de faire de la bonne chirurgie dans le plus mauvais milieu... mais il est certain que de meilleurs résultats s'obtiennent avec moins de peine à l'aide d'une installation adaptée aux doctrines bactériologiques actuelles. »

QUÉNU.

Les Sœurs Augustines d'Angers ont récemment annexé à leur importante Maison de retraite de la rue de la Madeleine une Clinique chirurgicale privée.

Elles disposaient, au nord-est de leurs vastes jardins, d'un immeuble dont l'adaptation à sa destinée nouvelle put être réalisée sans trop de difficultés, grâce à la collaboration éclairée de M. Beignet, architecte, que nous sommes heureux de remercier ici. Complètement isolé du reste de l'établissement, pourvu d'une entrée particulière rue Saint-Léonard, situé dans un quartier très aéré et pourtant près du centre de la ville, cet immeuble présentait a priori les conditions requises de facilité d'accès, de tranquillité et de salubrité générale.

C'est un bâtiment à un étage, de base régulièrement rectangulaire, mesurant 31 mètres en longueur sur 18 mètres en largeur.

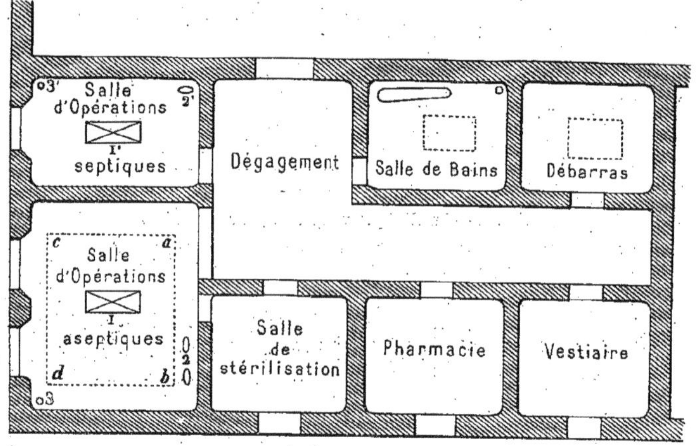

Légende. — 1, 1' = tables d'opérations — 2, 2' = lavabos — 3, 3' = poêles
a, b, c, d = projection du vitrage
Echelle : 0m,005 pour 1 mètre

L'extérieur n'a subi aucune modification. Des deux façades principales, l'une est séparée de la rue Saint-Léonard, à laquelle elle est à peu près parallèle, par une cour sablée : les voitures amènent les malades sous une marquise qui protège l'entrée; — l'autre, exposée au midi, regarde les jardins : une véranda règne au rez-de-chaussée sur toute sa longueur.

La distribution intérieure fut entièrement remaniée. Actuellement, le premier étage, auquel on accède par un large escalier coupé d'un palier de repos, est seul utilisé : les chambres et les services chirurgicaux proprement dits se trouvent donc de plain-pied. Toutefois le salon-parloir est au rez-de-chaussée, de façon à éviter autant que possible aux malades les allées et venues des parents et amis.

Un second escalier est réservé au personnel.

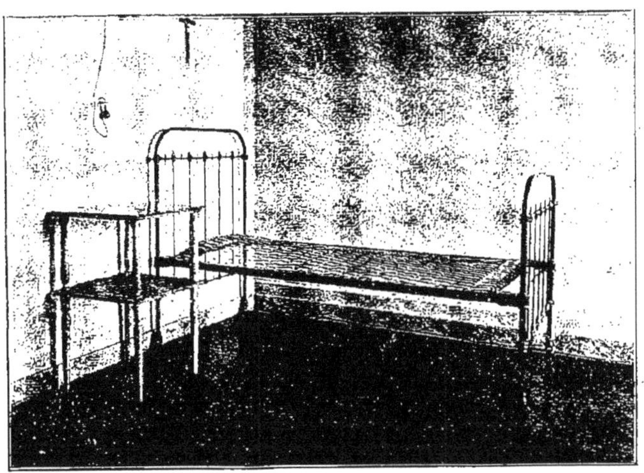

FIG. 2. — Un coin de chambre : lit et table de nuit

Sauf leurs dimensions respectives, dont l'inégalité établit entre elles des catégories, les **chambres** sont identiques : plafonds et murs peints à l'huile, angles arrondis, ni rideaux, ni tentures, ni tapis, lits métalliques à sommiers métalliques, ameublement réduit au strict minimum. Le chauffage est assuré dans chaque chambre par une cheminée démontable; l'éclairage électrique sera prochainement installé.

Les **Services chirurgicaux** proprement dits sont complètement isolés et forment un ensemble distinct : ils comprennent deux salles d'opérations, une salle de stérilisation, une pharmacie, une salle de bains, un bureau-vestiaire.

Dans toute cette zone, le plancher de bois a été remplacé par une charpente en fer et un plancher de ciment; partout les murs sont peints et lavables, les angles effacés, les portes sans moulures. Il est inutile d'insister sur le **bureau-vestiaire** réservé au chirurgien, à ses aides et aux assistants, — la **pharmacie** qui renferme les provisions de coton, de gaze, etc., et la vitrine aux instruments, — la **salle de bains**, avec sa baignoire émaillée et son chauffe-bains instantané. La description et le mode de fonctionnement des salles d'opérations et de stérilisation méritent seuls de plus longs développements.

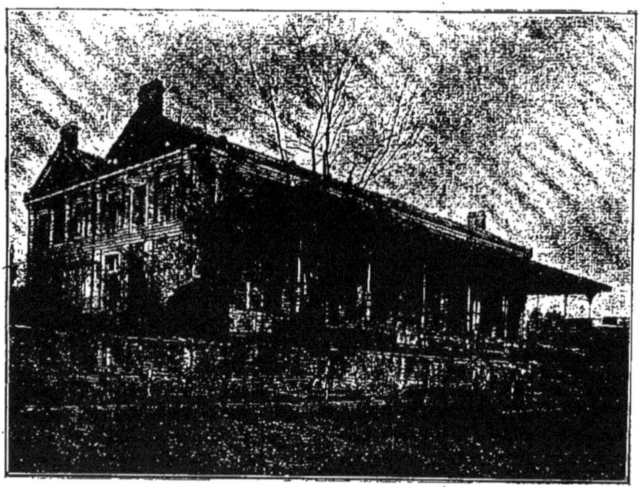

Fig. 3. — La clinique vue des jardins

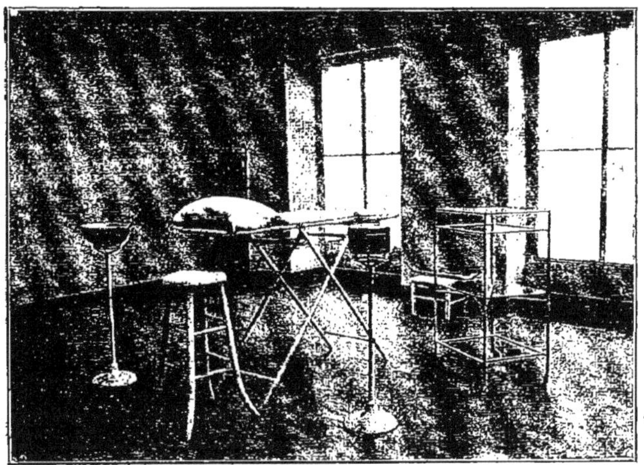

Fig. 4. — Salle d'opérations aseptiques

Salles d'opérations

Des deux salles d'opérations, la principale est destinée aux grandes interventions et d'une façon générale à toutes les opérations aseptiques; l'autre est réservée au pus et aux pansements sales.

Cette division s'impose : si le milieu où s'effectue l'acte chirurgical influe, dans une certaine mesure, sur les résultats, et nous le croyons fermement, ce n'est assurément pas l'idéal de faire une suture osseuse, une cure radicale de hernie, une laparotomie aseptique... dans la même salle, sur le même lit où le matin, la veille même, se sont répandus les flots de pus d'un empyème, d'un abcès urineux.

1° Salle d'opérations aseptiques

Elle mesure 5 mètres sur 6.

a) *Le sol*, avons-nous dit, est en ciment; d'un aspect moins agréable que les carreaux de faïence ou la mosaïque, le ciment a l'avantage, outre qu'il est d'un prix de revient moins élevé, de former un revêtement sans aucun joint ni irrégularité, parfaitement uni. Il se relève à une certaine hauteur sur les murs qu'il rejoint, bien entendu, à angle très arrondi.

Le nivellement a été l'objet d'une attention particulière : quoiqu'il paraisse absolument horizontal, ce plancher de ciment a été disposé de façon à ce que, dans son ensemble, sa surface figure un léger dos d'âne, dont le point culminant est au centre de la salle : les liquides répandus, les eaux de lavage, au lieu de stagner sous la table d'opérations, sont ainsi rejetés vers les parties latérales, pour se rendre ensuite, grâce à une inclinaison calculée *ad hoc*, à une bonde-siphon, qui les collecte. Ce système de pentes, dont la flèche maximum est de 3 à 4 centimètres, ne nuit en quoi que ce soit à l'esthétique et à l'équilibre.

b) Les *murs* sont enduits au Ripolin blanc-faïence; ils sont donc parfaitement lavables et réfléchissent toute lumière. Les portes sont arasées, c'est-à-dire de niveau avec les murs, rigoureusement planes, et peintes comme le reste : une porte de largeur ordinaire donne accès directement dans la salle de stérilisation; une autre, à deux battants, ouvre sur le carré central de dégagement. Elles se développent toutes deux en dehors pour que leur évolution ne puisse, en aucun cas, être une cause de gêne.

c) *L'éclairage* est assuré par deux fenêtres orientées au couchant, et surtout par un vitrage qui occupe presque entièrement le plafond et qui reçoit la lumière d'une large baie, également vitrée, pratiquée sur le versant nord de la toiture. Cette orientation nous donne un jour excellent, proprement ce que les artistes appellent le jour d'atelier, et nous évite en même temps d'être, l'été, trop incommodés par la chaleur. La lumière, qui vient directe-

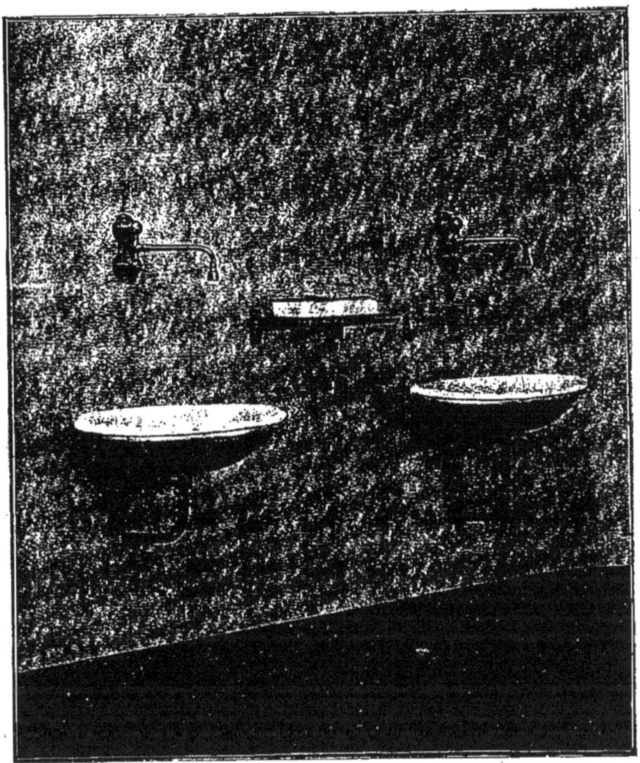

Fig. 5. — Les lavabos de la salle d'opérations aseptiques

ment et à profusion d'en haut, est diffusée par les verres spéciaux (verre anglais dit de cathédrale) et réfléchie par toute la surface des murs vernis, si bien qu'aucune ombre ne peut se projeter sur le champ opératoire et que, dans toute la salle, la clarté est certainement supérieure à celle du plein air.

L'éclairage artificiel, qui doit être organisé sous peu, sera fourni par des lampes électriques qui seront placées entre les deux vitrages.

Passons maintenant en revue le mobilier :

1° **Deux lavabos**, simples cuvettes ovales en faïence émaillée, fixées chacune au mur mitoyen de la salle de stérilisation par un collier de fer. Ce sont des cuvettes à écoulement libre, dont le tuyau d'évacuation nickelé disparaît aussitôt à travers le mur, pour s'aboucher, après siphonnage, sur un conduit collecteur principal.

Chaque lavabo est muni d'un seul robinet nickelé à genouillère, manœuvrant au coude et distribuant par une pomme d'arrosoir l'eau stérilisée tiède à température constante.

Entre les deux robinets est fixée au mur, par deux supports nickelés, une petite tablette de verre — c'est la seule — qui reçoit, au moment de l'opération, le plateau des brosses, savons, cure-ongles, sortant de l'autoclave;

2° **Une table** en tubes d'acier émaillés, utilisable pour toute opération sur quelque région que ce soit : c'est la table de Richelot, modifiée suivant des indications personnelles;

3° Pour les opérations sur le périnée, pour la prostatectomie, etc., des **porte-jambes bicoudés**, qui à l'avantage d'exposer largement le champ de l'intervention joignent encore celui d'éloigner les pieds du malade de la figure de l'opérateur.

4° Des **cuvettes** rondes en faïence et des **porte-cuvettes** à pied;

5° Deux **guéridons** à bâtis métallique et tablettes de verre;

6° Un **poêle à gaz**, système Potain, appareil de chauffage éminemment hygiénique, comme on sait, puisqu'il ne peut déverser aucun produit de combustion dans l'atmosphère de la pièce où il se trouve et que l'air chaud qu'il y répand est pris directement à l'extérieur.

Comme on voit, nous avons visé au maximum de simplicité; nous avons tenu strictement à ce qu'aucune tuyauterie ne fût apparente et nous insistons également sur l'absence de tout cet étalage de bocaux multicolores qu'on voit encore trop souvent dans les salles d'opérations et qui ne servent qu'à donner asile aux poussières.

Signalons également que nous avons cru devoir nous abstenir du chauffe-linge classique, qui ne nous paraît pas le moins du monde à sa place dans une salle d'opération.

Pour être complet, disons qu'un *robinet*, sur lequel se visse une lance d'arrosage, amène l'eau de la ville pour les grands lavages qui suivent chaque séance opératoire.

2° Salle d'opérations septiques

Sans communications avec la précédente, elle a son matériel spécial; elle ne possède qu'un lavabo, alimenté également d'eau stérilisée tiède; elle n'a pas d'éclairage d'en haut. A ces différences près, la description ci-dessus s'applique à elle et nous dispense d'insister.

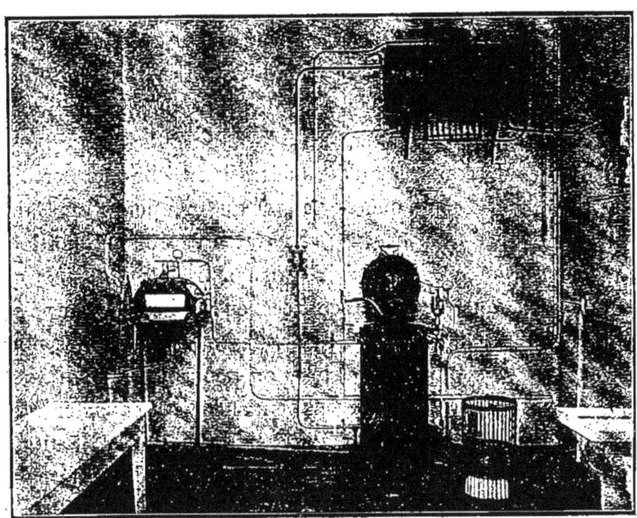

Fig. 6. — Salle et appareils de stérilisation

Salle de stérilisation

Il est admis, depuis longtemps, que la vapeur d'eau saturée sous pression est l'agent stérilisateur qui donne le plus de sécurité et que l'autoclave est l'appareil de stérilisation par excellence.

L'idéal, pour le chirurgien, est donc de faire passer à l'autoclave tout son matériel opératoire. Or, presque partout encore, cette méthode de stérilisation est réservée, à peu près exclusivement, aux compresses : le coton et la gaze à pansement sont stérilisés par la chaleur sèche, dans des appareils dont l'étuve Poupinel est le type; les instruments, de même, à moins que plus simplement ils soient seulement bouillis; les cuvettes et les plateaux sont flambés; l'eau, enfin, est filtrée et portée à l'ébullition. Il serait trop long de renouveler contre ces différentes pratiques les critiques dont elles sont susceptibles : outre la multiplicité des appareils et des manœuvres qu'elles nécessitent, elles ont surtout le gros défaut de ne pouvoir donner qu'un à peu près. Dans l'état actuel de la science, le chirurgien se doit, en matière de stérilisation, de rechercher l'absolu.

Grâce aux améliorations réalisées, en ces dernières années, par les constructeurs — et seules les installations les plus récentes ont pu en bénéficier — on peut aujourd'hui tout faire passer à l'autoclave. C'est là un progrès considérable, et en même temps une simplification; à ce double titre, nous avons tenu à appliquer la méthode dans toute sa rigueur. Les appareils suivants[1] nous le permettent très facilement :

1° Un **autoclave vertical** d'une contenance de 50 litres, avec niveau et robinet d'évacuation, alimenté directement par l'eau de la ville et chauffé au gaz;

2° Un **réservoir** en cuivre martelé de 100 litres, muni d'une rampe de brûleurs Bunsen commandés par un régulateur bi-métallique, et d'un dispositif pour filtrer l'air à sa rentrée;

3° Un **autoclave horizontal**, auquel est annexée une trompe à eau.

Ces trois appareils ont été timbrés à 2 kilogrammes par le service des Mines; une tuyauterie de cuivre, adaptée à cette pression, relie l'autoclave vertical à l'autoclave horizontal d'une part — d'autre part au réservoir, relié lui-même par un tuyautage analogue aux robinets des lavabos.

L'autoclave vertical remplit un triple usage :

a) Il sert comme un autoclave ordinaire pour la stérilisa-

[1] Ces appareils ont été construits par la maison Flicoteaux (de Paris) et posés par M. Maugrain (d'Angers).

tion des boîtes métalliques qui renferment les compresses, les champs, les fils, les drains ; y prennent place aussi les cuvettes, les flacons de sérum.

Ces différents objets s'entassent dans un panier métallique qui remplit exactement le calibre de l'autoclave.

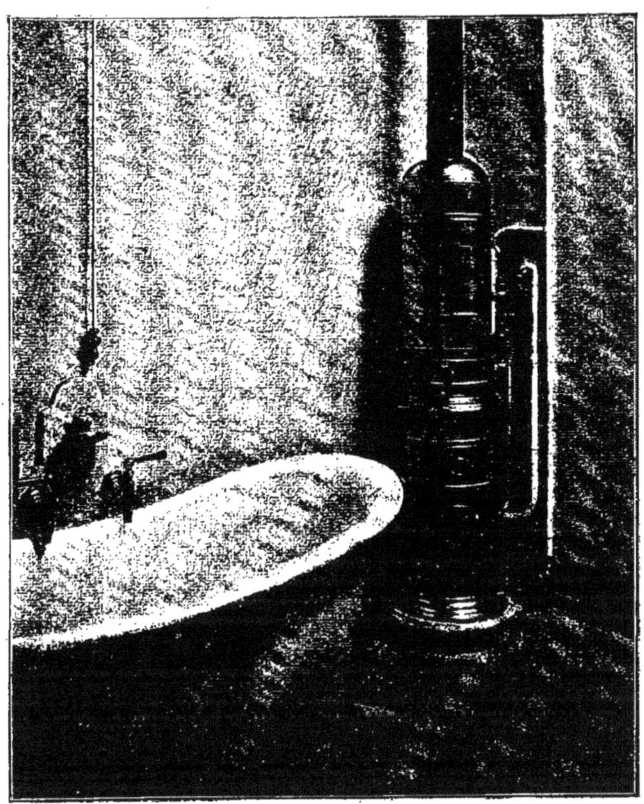

Fig. 7. — Salle de bains

b) Il est générateur de vapeur pour l'autoclave horizontal, et, à volonté, pour toute la tuyauterie jusqu'aux robinets inclusivement.

c) Il stérilise l'eau, que la pression de la vapeur élève ensuite dans le réservoir, après lui avoir fait traverser un filtre d'amiante qui la débarrasse des précipités formés pendant la stérilisation.

L'*autoclave horizontal*, divisé en étages par des cloisons perforées, est spécialement destiné à la stérilisation de la gaze à pansements et du coton que la trompe asséchera, et des instruments[1]; rangés dans des plateaux émaillés, ils sont recouverts d'une compresse épaisse imprégnée de borate de soude, pour les empêcher de rouiller. Un autre plateau contient les brosses, les savons, les cure-ongles.

Au moment même de l'opération, l'autoclave horizontal est ouvert : les intruments, dans leurs plateaux, sont apportés au chirurgien, sans avoir à subir aucune manipulation, aucun contact intermédiaire. A ce seul moment aussi, on sort de l'autoclave vertical le panier avec ses cuvettes, etc.

Donc, pas de ces flambages à l'alcool, dont l'efficacité est mise en doute[2] et qui, en tous cas, rendent l'air irrespirable, et surtout pas de ces transbordements toujours suspects des instruments.

Rappelons que l'eau stérilisée pour le lavage des mains arrive aux robinets, sans pollution possible, tiède à une température constante, grâce au régulateur qui commande son réchauffement dans le réservoir, ce qui a permis d'éviter les complications des robinets mélangeurs, sans cesse détraqués et donnant trop souvent, malgré leur nom, soit de l'eau froide, soit de l'eau brûlante.

Pour terminer l'inventaire de la salle de stérilisation, il faut ajouter seulement, aux organes essentiels dont on vient de voir le fonctionnement, un *vidoir en faïence*, une longue *table* et un *bouilleur à gaz émaillé*.

* * *

[1] A l'exception toutefois des instruments en gomme et des cystoscopes qui sont stérilisés dans l'étuve formogène d'Albarran.

[2] Voy. *Semaine Médicale*, 10 février 1904, p. 48.

Il ne reste plus à signaler que le **lit roulant** que nous avons fait construire, sur nos données, par un serrurier de la ville, pour transporter les malades de leur chambre où ils sont endormis à la table d'opération, et vice versa : combinaison de différents modèles connus, c'est un chariot à trois roues, sur lequel se pose un plateau métallique facile à glisser sous les opérés.

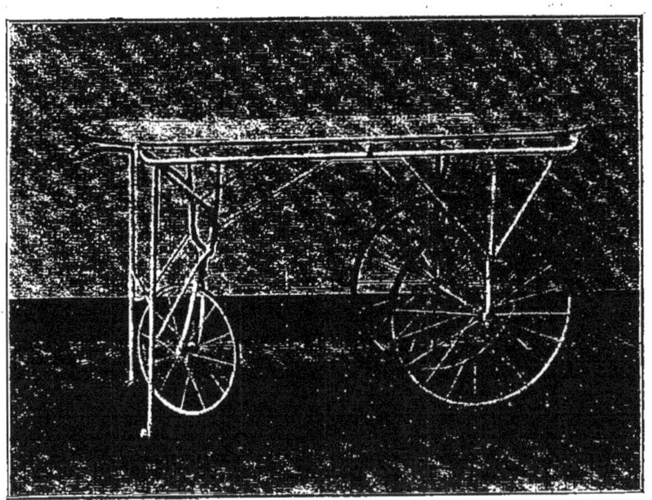

Fig. 8. — Le lit roulant

*
* *

En créant cette Maison de santé, nous nous sommes proposé d'assurer aux malades — avant, après et surtout pendant l'opération — toutes les garanties qui donnent à l'acte opératoire le maximum de sécurité.

Certes, on peut obtenir des succès dans les plus mauvais milieux ; il est d'ailleurs des cas d'extrême urgence qui ne permettent aucun délai, il est des malades, des blessés qui ne supporteraient aucun transport : il faut alors, tant bien que mal, improviser l'installation opératoire. Mais si, dans ces conditions défavorables qu'on doit parfois subir, il est possible d'arriver à des résultats heureux, il est indéniable « que des résultats meilleurs s'obtiennent avec moins de peine » et bien plus sûrement « à l'aide d'une installation adaptée aux doctrines bactériologiques actuelles ». Le succès n'est plus un heureux hasard, c'est presque une certitude scientifique qu'on escompte à coup sûr : les malades mieux préparés, opérés sous le couvert de la plus rigoureuse asepsie, soumis ensuite à la surveillance incessante d'un personnel spécialisé directement contrôlé par le chirurgien, guérissent plus vite et mieux. L'expérience en est faite.

Nous nous sommes efforcé d'approcher aussi près que possible de cette asepsie de laboratoire qui est l'idéal de la chirurgie et, sans transiger avec aucune des exigences de la méthode, nous avons tenu à faire simple, convaincu que les procédés compliqués sont ceux qui exposent le plus à l'erreur.

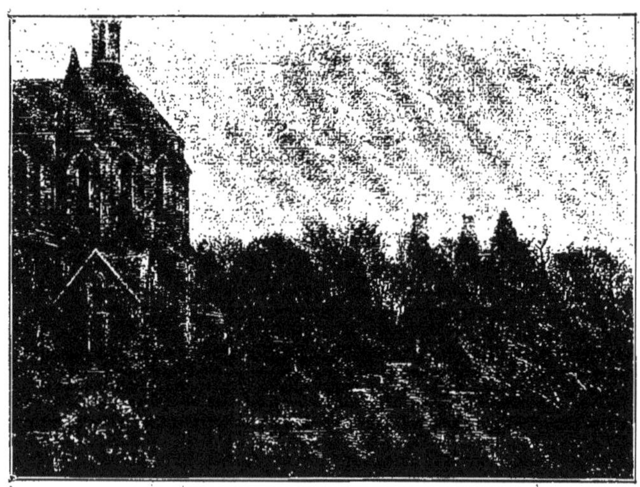

FIG. 9. — Les jardins

Relevé des opérations pratiquées par le Dr René Tesson

Du 1er août 1902 au 31 décembre 1903 [1]

TÊTE ET COU

2 Angiomes du cuir chevelu : ablation . . . . . 2 guérisons.
4 Épithéliomas cutanés de la face : ablation ayant nécessité, dans l'un des cas, une autoplastie. 4 guér. opé.
3 Épithéliomas labiaux : résection et extirpation ganglionnaire . . . . 3 guér. opér.
3 Mastoïdites suppurées aiguës : trépanation. . 3 guérisons.
1 Épulis : résection . . . . 1 guérison.
2 Hypertrophie des amygdales : amygdalotomie. 2 guérisons.
3 Adénopathies tuberculeuses du cou non fistulisées : ablation . . . . 3 guérisons.

MEMBRES

2 Ostéo-arthrites tuberculeuses du doigt (médius, index) : désarticulation . . . . 2 guérisons.
1 Écrasement de la main : amputation de l'avant-bras. . . . . 1 guérison.
1 Écrasement de l'avant-bras : restauration, conservation. . . . . 1 guérison.
1 Sarcome des parties molles de l'avant-bras : extirpation . . . . 1 guér. opér.
Mort six mois après, par métastase pulmonaire.
1 Synovite tuberculeuse des fléchisseurs (poignet) : excision . . . . 1 guérison.

[1] Il n'est pas fait mention, dans ce relevé, des petites interventions courantes, telles que : incisions d'abcès simples, ponctions, ablations de kystes sébacés, lipômes sous-cutanés, etc.

1 Destruction étendue des téguments du bras à la suite d'un phlegmon diffus : autoplastie à lambeau thoracique . . . . 1 guérison.
1 Gangrène du pied : amputation sus-malléolaire. . . . . 1 mort.
1 Tuberculose du pied : désarticulation de Syme. 1 guérison.
1 Ostéite traumatique de l'extrémité inférieure du tibia : évidement, curage. . . . . 1 guérison.
1 Ostéite tuberculeuse de l'extrémité inférieure du péroné : évidement, curage. . . . . 1 guérison.
1 Ostéomyélite prolongée de l'extrémité supérieure du tibia : trépanation . . . . 1 guérison.
1 Ostéomyélite ancienne du tibia, nécrose totale :
a) Résection totale du tibia .
Pas de régénération osseuse.
b) Désarticulation du genou. . . . . . . 1 guérison.
2 Fractures de la rotule : arthrotomie, cerclage. 2 guérisons.
1 Corps étranger du genou (aiguille) : arthrotomie . . . . 1 guérison.
1 Arthrite suppurée du genou par balle de revolver : arthrotomie, drainage . . . . 1 guérison.
4 Tumeurs blanches du genou :
3 résections. . . . .
1 amputation de cuisse . . . . } 4 guérisons.
1 Hygroma prérotulien : ablation. . . . . 1 guérison.
4 Ulcères variqueux : résection de la saphène interne. 4 guérisons.
1 Cas d'abcès multiples de la cuisse (infection puerpuérale) : incisions, drainage . . . . . 1 guérison.
1 Coxo-tuberculose (45 ans) : résection de la hanche . . . . 1 guérison.
1 Ostéo-sarcome de l'extrémité supérieure du fémur : désarticulation de la hanche . . . . 1 guér. opér.

THORAX

2 Pleurésies purulentes : pleurotomie, avec résection costale . . . . 2 guérisons.
3 Adénomes du sein : ablation :
Une fois, incision directe . . . .
— — axillaire. . . . . } 3 guérisons.
— — sous-mammaire . . . .

5 Cancers du sein : amputation et curage axillaire. Une fois, vaste autoplastie thoraco-abdominale	5 guérisons.

ABDOMEN

11 Hernies inguinales : cure radicale (dont 2 bilatérales)	11 guérisons.
1 Hernie inguinale adhérente irréductible : résection intestinale, cure radicale	1 guérison.
9 Hernies étranglées (inguinales et crurales) :	
5 Kélotomies simples suivies de cure radicale	5 guérisons.
1 Anus contre nature	1 mort.
3 Résections avec entéro-anastomose . .	3 guérisons.
1 Hernie étranglée ombilicale : kélotomie, cure radicale	1 guérison.
1 Occlusion intestinale par calcul biliaire : laparo-entérotomie	1 mort.
4 Appendicites à froid : résection de l'appendice.	4 guérisons.
10 Appendicites à chaud : — —	9 guérisons. 1 mort.
1 Collection sous-hépatique retro-cœcale d'origine vraisemblablement appendiculaire : laparotomie latérale, drainage lombaire . .	1 guérison.
1 Cancer de l'œsophage : gastrostomie	1 mort.
4 Ulcères gastriques : gastro-entérostomie . .	3 guérisons. 1 mort.

Femme de 25 ans : hématémèses répétées, intolérance gastrique absolue, anémie et dénutrition extrêmes. Mort le lendemain sans aucun accident gastrique ou péritonéal.

3 Cancers de l'estomac :	
2 Laparotomies exploratrices	2 guér. opér.
1 Gastro-entérostomie.	1 guér. opér.
1 Typhlite chronique (?) : résection iléo-cœcale.	1 guérison.
1 Cancer du colon pelvien :	
a) Occlusion aiguë : anus cœcal.	
b) Extirpation abdomino-périnéale. . . .	1 mort.
1 Rectite végétante : anus iliaque	1 guér. opér.
3 Cancers du rectum :	
2 Inextirpables : anus iliaque	2 guér. opér.
1 Extirpation périnéale	1 mort.

1 Fistule biliaire consécutive à une cholécystostomie ancienne : cholécystectomie	1 guérison.
3 Cholécystites calculeuses : cholécystectomie .	3 guérisons.
1 Néoplasme des voies biliaires : cholécystectomie et établissement d'une fistule cutanée. .	1 guér. opér.
1 Contusion de l'abdomen : péritonite généralisée : laparotomie.	1 mort.
1 Péritonite suraiguë généralisée de cause indéterminée : laparotomie.	1 mort.
3 Péritonites tuberculeuses : laparotomie. . .	2 guérisons. 1 mort.

ORGANES GÉNITO-URINAIRES : HOMMES

1 Phimosis : circoncision	1 guérison.
2 Varicocèles : résection cutanée et veineuse. .	2 guérisons.
4 Hydrocèles : résection de la vaginale.	4 guérisons.
1 Hématocèle : résection de la vaginale.	1 guérison.
1 Kyste du cordon : ablation.	1 guérison.
3 Épididymites tuberculeuses : résection de l'épididyme et du canal déférent	3 guérisons.
1 Abcès urineux : incision, drainage.	1 guérison.
6 Rétrécissements blennorragiques de l'urèthre :	
5 Uréthrotomies internes	5 guérisons.
1 Cas avec fistules périnéales : Uréthrotomie externe et résection . . .	1 guérison.
1 Rétrécissement traumatique : uréthrotomie externe	1 guérison.
1 Rupture de l'urèthre : uréthrotomie externe. .	1 mort. Par embolie pulmonaire au 4e jour.
2 Calculs de la vessie : lithotritie	2 guérisons.
1 Abcès périnéphrétique : incision	1 guérison.
1 Fistule consécutive à un abcès périnéphrétique ancien : résection	1 guérison.
3 Hypertrophie de la prostate : prostatectomie périnéale	1 guérison. 2 morts.

1° Vieillard de 80 ans, pneumonie au 40e jour ;
2° Vieillard de 73 ans infecté : cachexie progressive. Mort au 18e jour.

1 Néoplasme prostatique : périnéotomie exploratrice.	1 guér. opér.

ORGANES GÉNITO-URINAIRES : FEMMES

1	Bartholinite : fistule ancienne : ablation . . .	1 guérison.
1	Kyste de la glande de Bartholin : ablation . .	1 guérison.
4	Rétentions placentaires : curettage	4 guérisons.
2	Métrites hémorragiques : curettage.	2 guérisons.
2	Prolapsus : colpo-périnéorraphie	2 guérisons.
1	Polype fibromateux : énucléation vaginale . .	1 guérison.
5	Fibromes utérins : hystérectomie abdominale sus-vaginale	4 guérisons. 1 mort.
	Femme opérée d'urgence à Niort : hémorragies profuses et infection : fibrome en voie de sphacèle. Mort au 8e jour.	
3	Utérus fibromateux :	
	2 fois hystérectomie abdom. sus-vagin. .	2 guérisons.
	1 — — — totale.	1 guérison.
2	Cancers du col : hystérectomie abdom. totale.	2 guérisons.
1	Polype (?) récidivé du col : hystérectomie abdominale totale.	1 guérison.
1	Hystérotomie césarienne (dystocie pelvienne).	1 guérison.
13	Annexites :	
	1. Laparotomie avec libération simple des adhérences	1 guérison.
	1. Laparotomie pour ovarite suppurée : ablation unilatérale des annexes . . .	1 guérison.
	2. Laparotomie pour annexite unilatérale : ablation unilatérale des annexes . . .	2 guérisons.
	8. Laparotomie pour annexite bilatérale : hystérectomie abdom. sus-vaginale . .	8 guérisons.
	1. Colpotomie postérieure.	1 guérison.
3	Rétrodéviations utérines :	
	Laparotomie : raccourcissement des ligaments ronds	3 guérisons.
4	Hématocèles péri-utérines (grossesse extra-utérine) : laparotomie	2 guérisons. 2 morts.
1	Laparotomie exploratrice : utérus gravide rétrofléchi	1 guérison.
2	Néphroptoses : néphropexie	2 guérisons.
1	Néphrite chronique hématurique : néphrotomie.	1 guérison.
1	Tuberculose rénale : néphrectomie lombaire .	1 mort.
		Urémie au 20e jour.

Angers, imp. Germain et G. Grassin. — 723-4

www.ingramcontent.com/pod-product-compliance
Ingram Content Group UK Ltd.
Pitfield, Milton Keynes, MK11 3LW, UK
UKHW021039200726
13857UKWH00005B/1816